I0059547

DÉPÔT LÉGAL
228
Année 19 19

Dr Jean TRIAUD

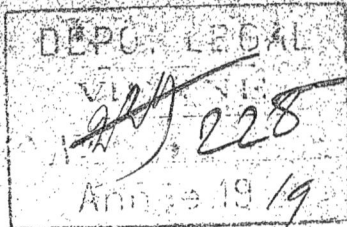

DE LA

RÉINFECTION SYPHILITIQUE

(RECHERCHES SUR LA GUÉRISON DE LA SYPHILIS.

QUELQUES CAS INÉDITS DE RÉINFECTION)

LIGUGÉ (Vienne)

IMPRIMERIE E. AUBIN

—

1919

8° T d 43
1023

Dᵣ JEAN TRIAUD

DE LA

RÉINFECTION SYPHILITIQUE

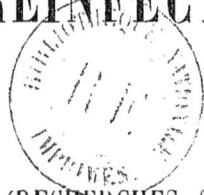

(RECHERCHES SUR LA GUÉRISON DE LA SYPHILIS.

QUELQUES CAS INÉDITS DE RÉINFECTION)

LIGUGÉ (Vienne)

IMPRIMERIE E. AUBIN

1919

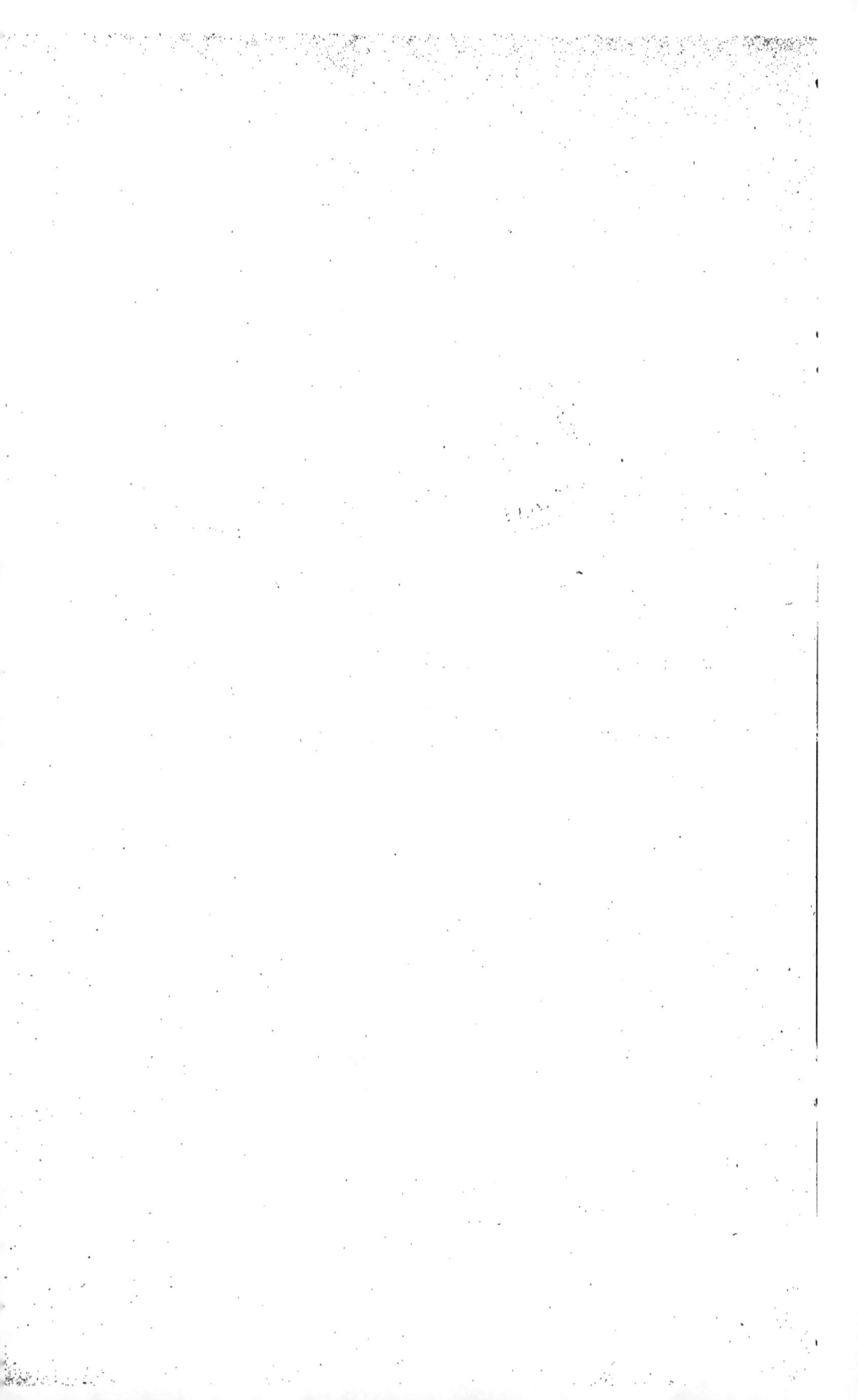

A MON PÈRE

LE DOCTEUR TRIAUD

Médecin de réserve de la Marine,
Chevalier de la Légion d'honneur,

dont la vie toute d'abnégation et de labeur
nous a été le plus précieux encouragement à bien faire.

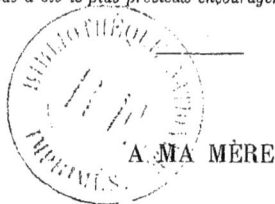

A MA MÈRE

A MES FRÈRES — A MA SOEUR

A MA FIANCÉE

A Monsieur le Docteur BELLOT

Médecin général de la Marine,
Directeur de l'Ecole Principale du Service de Santé de la Marine et des Colonies,
Commandeur de la Légion d'honneur.

A Monsieur le Docteur GOMBAUD

Médecin en chef de 2ᵉ classe,
Sous-directeur de l'Ecole Principale du Service de Santé de la Marine et des Colonies,
Officier de la Légion d'honneur.

A Monsieur le Professeur W. DUBREUILH

Médecin des Hôpitaux,
Professeur de Clinique des maladies cutanées et syphilitiques,
Officier de l'Instruction Publique.

———

A Monsieur le Professeur agrégé G. PETGES

Chevalier de la Légion d'honneur,
Croix de guerre.

———

A MON PRÉSIDENT DE THÈSE

Monsieur le Professeur X. ARNOZAN

Médecin des Hôpitaux,
Professeur de Clinique médicale,
Chevalier de la Légion d'honneur,
Officier d'Académie,
Officier de l'Instruction Publique.

———

A MES CAMARADES DU SERVICE DE SANTÉ
DE LA MARINE ET DES COLONIES
morts au champ d'honneur, 1914-1919

———

MEIS ET AMICIS

———

INTRODUCTION

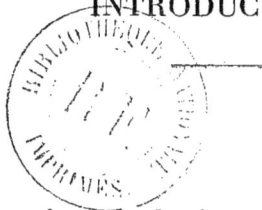

[cachet de bibliothèque]

Nous venons de vivre des heures terribles. La guerre, que la France a subie pendant de longues années, a coûté à notre population des pertes immenses, et une partie de notre jeunesse a été couchée à terre pour tout jamais. Aussi un problème angoissant se pose pour l'avenir : Pourrons-nous compenser rapidement par la natalité le déficit que les balles, les obus et la maladie ont creusé dans nos rangs? Problème émouvant certes si l'on songe que la meilleure sécurité dans l'avenir est dans une population saine et forte qui en imposera par le nombre aux ambitions guerrières et dominatrices de nos voisins. Dans ce but, les médecins hygiénistes doivent lutter par tous les moyens contre les maladies évitables.

Car si la mort a fauché beaucoup des nôtres, il existe, outre les trop nombreux mutilés, une catégorie de Français qui ont perdu, ailleurs que sur le champ de bataille, la santé physique indispensable pour le bon développement de notre race française. Nous voulons parler ici des nombreux soldats qui, attirés par la douceur d'un repos bien gagné, ont contracté la syphilis.

Il est, en fait, à peu près certain que toutes les grandes guerres ont amené une recrudescence du « mal vénérien ». Et les très nombreuses ribaudes, qui autrefois faisaient ripaille avec nos soldats en campagne, étaient la cause efficiente de ce redoublement de la maladie.

De nos jours leur nombre n'a pas diminué, au contraire,

et bien nombreux sont les malheureux, mariés ou pas, qui paient bien cher un moment d'oubli et d'égarement. Nous possédons heureusement à l'heure actuelle une médication qui contribue à l'atténuation, peut-être même à la guérison de la syphilis dans des circonstances exceptionnelles.

Pouvons-nous, en effet, guérir cette maladie, pouvons-nous espérer détruire le mal dans sa racine, et pouvons-nous enfin abréger cette très longue période de quatre années que le Maître Fournier exige pour permettre le mariage avec des chances de fonder un foyer sain, heureux, récompensé par des enfants vigoureux et bien portants ?

Quand nous étions médecin-major du Centre d'aviation maritime de Marsala, nous reçûmes un jour à notre visite un matelot qui se présenta porteur d'un chancre induré à caractères extrêmement nets. En feuilletant le livret médical de cet homme, nous fûmes frappé de ce fait, que six mois auparavant il avait déjà eu un chancre spécifique. Traité énergiquement par néosalvarsan, cet homme avait guéri et obtenu une séro-réaction négative. Les préoccupations du moment ne nous permirent pas de donner à ce fait l'importance capitale qui doit y être attachée. Mais aujourd'hui, à la veille de commencer notre travail, nous nous plaisons à rappeler ce souvenir personnel qui a aiguillé notre esprit vers cet ordre d'idée : « Un homme qui a contracté un chancre syphilitique très net peut-il, après un traitement énergique, contracter une autre lésion primaire ? » En un mot, la syphilis pourrait-elle, à la suite de la modification de notre thérapeutique, n'être plus la maladie chronique d'autrefois qui conférait l'immunité après une première atteinte?

L'importance de ce fait est capitale, car si nous avons des exemples de réinfection nettement caractérisés, nous pouvons espérer, dans des conditions déterminées et avec une thérapeutique appropriée, guérir certaines de ces malheureuses victimes du « mal vénérien ». Nous nous proposons précisément, dans notre modeste travail, de réunir un certain nombre de ces cas de réinfection. Ils viendront s'ajouter aux preuves que nous exposerons de la stérilisation possible de la syphilis entreprise dans de certaines conditions.

Qu'il nous soit permis auparavant de remercier ici M. le Professeur W. Dubreuilh, qui, dans cette période troublée d'après-guerre, nous a ouvert largement les portes de son service pour nous faire profiter de la clarté de ses conseils et de son enseignement.

Nos remerciements iront aussi à M. le Professeur agrégé Petges, qui, dans cette étude complexe que nous avons entreprise, a su guider nos pas et diriger notre inexpérience. Nous lui sommes particulièrement reconnaissant d'avoir bien voulu ouvrir pour nous son riche recueil de documents, de nous avoir permis d'y puiser à pleines mains et de publier toutes les observations inédites de réinoculation qui feront la partie la plus intéressante de notre travail.

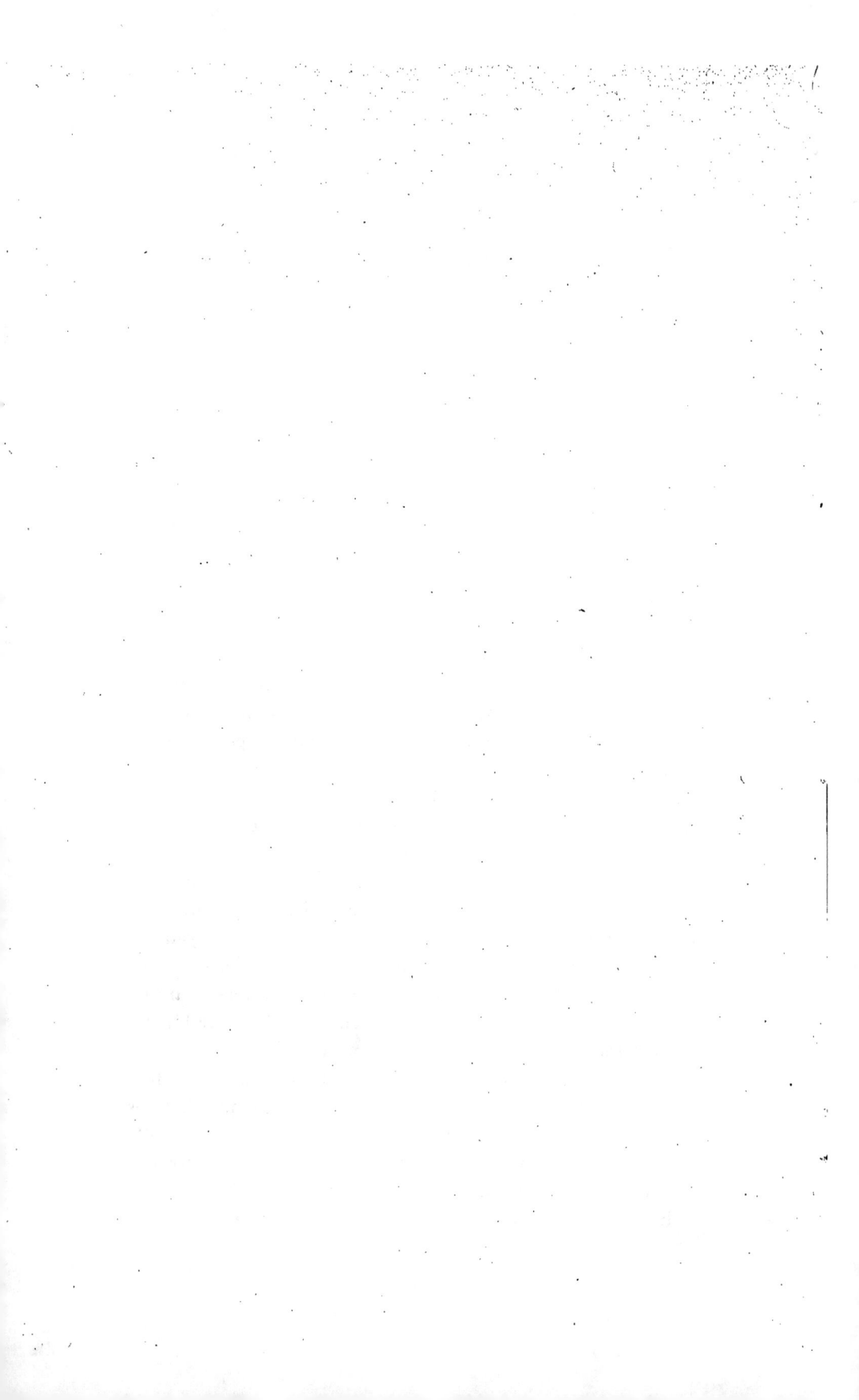

DE LA
RÉINFECTION SYPHILITIQUE

CHAPITRE PREMIER

Historique

Ce n'est certes pas sans luttes qu'il a été possible de faire admettre que la syphilis pouvait se réinoculer et se guérir. Les annales médicales, les publications, les bulletins sont pleins de l'écho des luttes que soutinrent les partisans des théories différentes ; une aussi grave question ne pouvant se résoudre ainsi du jour au lendemain, et cela d'autant plus qu'il fut fort difficile d'avoir de vrais cas typiques de réinfection : les techniques du traitement n'étaient pas encore au point. Tel, qui croyait avoir institué une thérapeutique énergique, se trouvait encore au-dessous du nécessaire pour obtenir un résultat et, pensant son malade guéri, le voyait au bout de six ou huit mois présenter une récidive, récidive que l'on devait mettre sur le compte d'une insuffisance de traitement, et non, comme beaucoup le firent au début, sur l'inefficacité essentielle du médicament employé.

Tel prenait pour un chancre nouveau un chancre rédux, pour une roséole réelle une roséole de retour, et publiait des observations de réinoculation que les adversaires de cette théorie n'avaient aucun mal à battre en brèche et à détruire.

La question de la réinfection et de la stérilisation possible de la syphilis a donc été longuement controversée et discutée, et à l'heure actuelle, malgré les observations indubitables, malgré l'expérience plus grande apportée par la guerre à la suite de l'accroissement considérable de la maladie, nombreux sont ceux qui mettent encore en doute le bien-fondé de cette opinion.

La puissance du traitement arsenical a commencé à paraître, lorsqu'on vit évoluer rapidement vers la cicatrisation toutes les lésions syphilitiques, quelle que fût leur nature. Ces différentes lésions, qui autrefois, avec le traitement hydrargyrique, demandaient souvent un temps très long pour disparaître, s'amendent sous l'influence des sels arsenicaux si rapidement que parfois, au bout d'une injection, on ne retrouve plus de tréponèmes à leur surface, et qu'au bout de deux semaines elles sont cicatrisées.

De la constatation de cette rapidité de cicatrisation à rechercher s'il n'y a pas lieu d'espérer un avortement « in situ » de la syphilis, il n'y eut qu'un pas, et, en l'année 1911, Duhot estimait que le salvarsan était à lui seul capable de produire l'avortement d'une syphilis prise à son début. Les recherches sur ce sujet se poursuivent, et, sans citer tous les nombreux auteurs qui accumulent les observations, nous pouvons cependant parler de quelques-uns dont les statistiques ou les observations sont particulièrement intéressantes.

Milian et Girault nous donnent une liste de 11 séro-réactions, qui, devenues négatives après un traitement, restent pour 8 d'entre elles définitivement négatives après réactivation. Les malades examinés étaient porteurs de chancres.

En 1912, Queyrat nous offre une statistique portant les noms de 146 malades traités par la thérapeutique arsenicale. Sur ces 146 cas, 78 sont suivis pendant un temps appréciable. Sur les 78, 51 obtiennent une séro-réaction négative. Aucun n'a d'accidents secondaires et leur séro-réaction reste négative.

Lerrede, en 1912, cite 20 malades, tous atteints de chancre syphilitique. Après un traitement intensif, leur Wassermann devient négatif, demeure négatif, et aucun de ces malades ne présente de récidive.

Le même auteur, en 1913, présente à la Société de Dermatologie et de Syphiligraphie une certaine quantité d'observations de malades ayant eu une séro-réaction négative persistante.

En août 1913, Neisser cite de nombreux cas de guérisons abortives et apporte à l'appui de son opinion quelques observations de réinfections typiques.

Enfin, l'école allemande, surtout l'école militaire, regorge, depuis 1912, d'exemples de statistiques concernant soit la guérison abortive, soit la réinoculation. Il est vrai de dire que le traitement arsenical a eu au début plus d'adeptes et plus de succès chez les Allemands que chez nous. Il faut espérer que l'exemple de nos adversaires, du moins en ce qui concerne la vénéréologie aux armées, contribuera puissamment à développer chez nous l'emploi de ces méthodes qui produisent de si excellents résultats. Nous devons remarquer qu'à ce point de vue-là, la guerre a donné une grande impulsion à notre thérapeutique antisyphilitique.

L'historique que nous venons de tracer est très sommaire et très rapide ; bien plus nombreux sont ceux qui ont cherché à faire ressortir par des exemples de réinoculation le bienfondé de leurs suppositions. A l'heure actuelle, surtout depuis 1914, la question paraît avoir fait un grand pas en avant, et nous pouvons ajouter à notre partie historique les paroles d'Emery :

« Le mot même de stérilisation, qui à l'époque du traitement hydrargirique était réservé aux grands audacieux et provoquait l'ironie générale, se rencontre maintenant comme naturellement sous la plume » ; et plus loin : « Nous considérons à l'heure actuelle, non seulement comme un droit, mais presque comme un devoir, d'avertir le porteur d'un chancre de la possibilité d'une guérison absolue de par un traitement précoce et intensif, contrôlée nécessairement par des examens sérologiques ou cytologiques répétés à date fixe. »

Tout en acceptant cette façon de voir de M. Emery, nous

insistons sur ce point que l'on peut et que l'on doit inculquer au malade l'idée que le traitement peut amener la guérison, et que seul il est susceptible de la provoquer, mais qu'on ne peut et qu'on ne doit pas lui donner à l'avance une certitude ni lui faire des promesses absolues, et dans la suite, lors même que la probabilité de la guérison est acquise, il faut bien dire au malade qu'il s'agit d'une probabilité des plus sérieuses, mais qu'il importe de ne pas cesser de surveiller l'évolution de la maladie et par conséquent oublier son existence et ses risques. La grave question du mariage se pose alors, et dans l'état actuel des choses il faut conserver, malgré ces probabilités de guérison, une réserve prudente et conseiller de soumettre la syphilis à l'usure du temps comme on l'a soumise à l'épreuve thérapeutique. Mais il est vraisemblable que le stage préliminaire classique imposé aux syphilitiques sera de beaucoup raccourci lorsque nos connaissances sur l'avenir des syphilitiques présumés guéris seront mieux assises et que les faits cliniques auront corroboré les espoirs que l'on peut légitimement formuler à l'heure actuelle.

CHAPITRE II :

La syphilis est-elle susceptible d'une guérison spontanée ou provoquée?

Depuis longtemps on a considéré la syphilis comme une maladie évoluant d'elle-même toujours vers un même but, qui était soit une guérison, soit une atténuation considérable de sa virulence et de sa malignité. La syphilis, par un phénomène humoral et d'immunité, pas trop bien expliqué, se tuait elle-même. S'il était possible d'établir une balance entre le nombre des syphilitiques peu ou pas traités et le nombre des syphilitiques tertiaires retrouvés plus tard, on constaterait peut-être avec étonnement que ce dernier est infiniment moins considérable que l'on serait en droit de s'y attendre. Et nous ne sommes pas en droit de dire que tout syphilitique primaire deviendra sûrement un tertiaire. Alors il faut bien admettre que la syphilis d'elle-même s'est détruite ou s'est atténuée au point de ne plus pouvoir se manifester.

« Quand on songe au nombre considérable de chancres qui passe dans les hôpitaux de vénériens d'une grande ville, quand on sait avec quelle désinvolture les porteurs de chancres sortis de l'hôpital oublient les prescriptions du long traitement qui leur sont données, et quand, d'autre part, on songe au nombre restreint d'accidents tertiaires que l'on rencontre soit dans les hôpitaux vénériens soit dans les hôpitaux généraux, on se prend à penser que le traitement systématique n'a peut-être pas autant d'importance que le pense Fournier. Si l'absence

ou l'insuffisance de ce traitement était la seule vraie cause du tertiai-
risme, comme la très grande majorité des syphilis plébéiennes n'est pas
méthodiquement soignée, on devrait voir dans les hôpitaux presque
autant de syphilis tertiaires que de chancres infectants. Qui oserait
soutenir que les choses se passent ainsi ? »

Donc, laissée à elle-même, la syphilis peut évoluer vers la
guérison ou l'atténuation considérable de sa virulence. A plus
forte raison avons-nous des chances d'obtenir ce résultat si
nous agissons sur elle avec un traitement. Il est certain qu'autrefois le moyen d'attaque qu'était le mercure était bien long,
bien fastidieux à employer. Nous ne dirons certes pas de mal
de ce vieux mercure qui a rendu de si grands services. Mais
n'est-ce pas cette longueur du traitement, cette fastidieuse
suggestion du sirop à prendre ou de la pilule à avaler, qui
ont fait que tant de malades ont négligé de se soigner ? Et
cependant, malgré tout, on a vu des syphilis primaires ne
pas arriver à la syphilis secondaire sous l'influence d'un traitement mercuriel bien fait, et quant à ce qui concerne le
tertiarisme, quand il se produit, on peut dire qu'il est dû à
une syphilis négligée ou mal traitée. Le malade dans ce cas
est bien plus souvent responsable de son état que la maladie.
Donc l'emploi du mercure a hâté l'atténuation de la maladie,
il a amené plus rapidement cette diminution de sa virulence
que nous avons vue se produire spontanément, naturellement,
et dont nous avons parlé plus haut, mais malheur à celui
qui, après cicatrisation de son chancre, a interrompu son
traitement ! Trop souvent l'apparition d'une roséole tardive
ou de plaques muqueuses lui rappellera qu'il est un pauvre
« vérolé ».

Aussi combien plus forts sommes-nous depuis que la puis-
sante série des arsenicaux a paru ! Que nous les appelions
salvarsan ou néosalvarsan, arsénobenzol ou novarsénobenzol,
galyl ou luargol, tous, ils vont nous permettre d'une façon
plus ou moins efficace d'attaquer la syphilis ; grâce à eux il
nous est permis d'être pleins d'espoir, grâce à eux il nous est

permis de penser qu'on a enfin trouvé une arme véritable, capable de stériliser un individu, comme la chaleur stérilise un objet de pansement ou un instrument de chirurgie. Mais tout cela est-ce bien définitif? Pouvons-nous conclure avec certitude? A ces deux questions nous ne sommes pas éloignés de répondre par l'affirmative, car la thérapeutique a fait tellement de progrès, les preuves fournies par les séro-réactions ou les réinoculations se sont tellement multipliées, accumulées, que ce qui était considéré autrefois comme une utopie devient maintenant une réalité tangible.

Mais avant de continuer notre travail il y a lieu pour nous de bien définir ce que nous entendons par l'expression « guérison de la syphilis ». Nous devons impartialement reconnaître que, scientifiquement parlant, nous sommes obligés de faire de grandes réserves sur l'expression « guérison de la syphilis ». Dans l'état actuel de nos connaissances, on a bien droit de parler de guérison quand un malade contracte un chancre induré nouveau, toute cause d'erreur étant évitée bien entendu (chancre rédux, etc...). Ce critérium, la réinoculation ou la réinfection, est encore plus probant à nos yeux que la négativité même persistante de la réaction de Wassermann. De ces deux preuves que nous étudierons plus tard en détail, l'une a une valeur surtout théorique, car il est évident qu'un malade pour savoir s'il est guéri n'ira pas de gaîté de cœur se réinoculer la syphilis, tandis que la seconde de ces preuves a surtout une valeur pratique. Quant aux réinoculations, on peut objecter qu'il s'agit là d'une guérison passagère ou, en style plus moderne, d'une immunité passagère. Il est cependant bien établi qu'autrefois, avant les traitements modernes de la syphilis, ces réinoculations ou réinfections étaient extrêmement rares et qu'elles ne survenaient que longtemps, des années après l'accident primitif. Elles étaient si rares, qu'elles étaient suspectes aux cliniciens autorisés. Actuellement au contraire, depuis l'apparition des composés arsenicaux dans le traitement de la syphilis, elles se produisent avec une fréquence relative qui ne laisse pas que d'être très

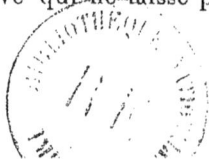

2

impressionnante. La résistance qui a été opposée à la possibilité de la guérison ne viendrait-elle pas de ce qu'en accordant à la syphilis un pouvoir immunisant, on faisait surtout l'analogie entre la notion d'immunité et de non-guérison dans le domaine de cette maladie? De telles notions jusqu'à nos jours se basaient évidemment sur l'expérience de l'habitude. Mais nous qui cherchons au contraire à prouver la guérison de la syphilis, ne pouvons-nous dire tout d'abord que la notion d'immunité n'est pas du tout incompatible en matière de cette maladie avec la notion de guérison ?

Théoriquement en effet, quelles raisons aurions-nous pour nier cette possibilité de guérison ? et qu'a de spécial la syphilis qui fasse qu'on ne puisse la guérir, comme tant d'autres maladies que nous connaissons, qui, incurables autrefois, sont parfaitement guéries aujourd'hui ? Et est-ce une raison, parce qu'on s'est jusqu'à présent accoutumé à entendre dire que la vérole est inguérissable, pour que nous devions nous aussi l'admettre ? Que dire alors de ces maladies qui, comme la rougeole, la scarlatine, ou la typhoïde, confèrent une immunité totale tout en donnant la certitude d'une guérison complète et indiscutable? Immunité telle que les individus qui l'acquièrent résistent impunément au contact de ces maladies longtemps après, toujours même ! Pourquoi alors attacher à cette immunité conférée par la syphilis une signification absolue de non-guérison, alors que pour d'autres maladies immunité et guérison marchent ensemble ? S'il est donc possible d'admettre que, si même immunisé un malade peut être guéri, à plus forte raison l'admettrons-nous si cette immunité n'est que passagère, comme cela se trouve dans le cas de réinfection.

Enfin, et puisque nous avons désiré mettre une explication sous ce terme de « guérison de la syphilis », nous devrons ajouter qu'il faut bien faire la différence entre lui et le terme « latence de la syphilis » ; et peut-être est-ce cette particularité qu'a la syphilis de subsister à l'état latent pendant des années et des années qui a pu amener ainsi des confusions entre immunité et guérison, immunité et latence.

Car si la syphilis reste dans l'individu, alors oui, nous avons le droit de dire qu'une syphilis latente ne permet pas à l'individu qui en est porteur de se réinoculer; dans ce cas alors nous avons le droit de dire qu'il n'y a pas de guérison possible et que l'immunité est acquise, car une seconde syphilis ne peut se greffer sur la première. Mais là où est l'erreur, c'est précisément lorsqu'on veut conclure, de l'absence de manifestations de sa présence, à la disparition de cette syphilis, alors qu'en réalité elle est latente et que dans cet état-là elle n'est pas guérie et qu'elle confère au malade cette immunité dont on avait voulu lui faire un caractère propre. Mais une syphilis doit-elle de par sa nature rester forcément latente pendant des années entières, toujours et immanquablement? C'est ici que nous répondrons non et que nous dirons : le caractère de latence plus ou moins grand que revêt la syphilis n'est pas constant dans cette maladie, qui ne confère l'immunité au malade que dans cet état-là. Pour notre part nous croyons au contraire que la syphilis est guérissable parfaitement et intégralement et qu'une des meilleures preuves que nous puissions apporter de cette guérison est la réinfection.

CHAPITRE III

Quelques considérations sur la marche et le traitement de la syphilis

Quelle que soit l'évolution et la gravité de la maladie, le chancre en est toujours la première manifestation. Le tréponème pénètre dans l'individu à l'occasion d'une écorchure et au bout de 15 à 20 jours manifeste sa présence par le chancre. La première réaction de l'organisme se produit à ce niveau dans les tissus environnant le chancre, réaction qui se manifeste par une infiltration parfois considérable qui se traduit par de l'induration et donne à la lésion son aspect clinique.

Cette première résistance une fois forcée, — elle l'est rapidement, — le tréponème rencontre les ganglions satellites dont la lutte contre l'infection se traduit par une augmentation de volume et donne naissance à la polyadénopathie, un des meilleurs signes de la spécificité de la lésion. La période primaire à l'heure actuelle est considérée comme se divisant en deux périodes. Division importante à considérer surtout pour le traitement et pour la possibilité de guérison.

Une première période qui est une période d'infection toute locale, elle n'intéresse que le point lésé et les ganglions. Une seconde période de généralisation occasionnée par l'invasion de l'organisme par les tréponèmes au moment où l'obstacle ganglionnaire est franchi.

Le Wassermann évolue parallèlement, reste négatif au

début et devient positif dès que commence cette seconde période déjà signalée. La durée de la marche envahissante de la vérole est également de 15 à 20 jours. Emery, dans son traité « Sur le traitement abortif de la syphilis », cite 87 observations de malades porteurs de chancres syphilitiques. 28 de ces chancres sont âgés de 2 à 15 jours.

Les séro-réactions avant tout traitement sont dans 19 cas négatives, dans 1 cas douteuses, dans 3 cas faiblement positives, et dans 5 positives. Donc on peut, sans énoncer une règle générale, admettre que depuis le début du chancre jusqu'à la généralisation de la maladie, on compte de 15 à 20 jours.

Cette période de seconde incubation a une importance extrême, car c'est la condition la plus favorable qui soit pour tenter l'avortement presque immédiat de la syphilis. C'est dans cette période que les arsenicaux trouvant le tréponème très localisé ont la plus grande chance de le détruire *in situ*. Et cette constatation si importante nous amène tout naturellement à envisager la possibilité d'employer les arsenicaux comme moyen prophylactique. Jusqu'à présent, nous n'avions que la pommade au calomel, et encore son efficacité était-elle très aléatoire. Nous croyons qu'il est fort possible d'éviter l'apparition d'un chancre, en faisant, avant toute manifestation syphilitique, à l'occasion d'un coït douteux, une série d'injections arsenicales. Nous croyons que c'est là encore la meilleure des prophylaxies. La seule objection que l'on puisse faire à ce moyen est que ce n'est pas toujours très pratique et que le sujet en observation peut parfois s'y opposer. Lacapère cite le cas de 3 officiers qui, tous trois ayant eu des relations avec un même femme bourrée de plaques syphilitiques, se soumirent à son examen. Deux sur trois acceptèrent un traitement préventif au novarsénobenzol, le troisième le refusa. Les deux qui l'avaient accepté n'eurent rien, le troisième attrapa la vérole.

Mais cette question prophylactique mise à part, il y a une importance considérable, sitôt la spécificité de la lésion reconnue, à agir sans délai et fortement. Au point de vue du traitement nous avons donc deux cas à examiner. Le premier cas, le plus favorable, celui où, l'infection étant encore locale, on peut empêcher sa généralisation. Dans cette circonstance, on étudie, parallèlement au traitement, l'évolution de la séro-réaction qui, négative de prime abord, le restera vraisemblablement à condition d'employer avec ou sans l'aide du mercure un sel arsenical. C'est la méthode abortive par excellence.

Le second cas est celui où l'infection étant généralisée, parce que le malade a trop attendu, le Wassermann est positif dès le commencement du traitement. Dans cette circonstance le syphiligraphe devra employer les composés arsenicaux jusqu'à obtention d'un Wassermann négatif. Ce résultat sera parfois très long à obtenir. Le médecin ne devra arrêter son traitement que lorsqu'il y sera arrivé. Seul l'état du malade et sa résistance au remède devront le guider pour faire ses séries d'injections. Nous avons vu employer et avons employé une méthode de traitement dont nous ne pouvons que nous féliciter.

Dès le début du chancre, une injection intraveineuse de cyanure de mercure de 0,01 centigramme et une prise de sang pour recherche du Wassermann. Le lendemain commencer une série par 0,15 centigr. de novarsénobenzol et continuer par 0,30, 0,45, 0,60, à raison de 2 injections par semaine. Entre les injections de novarsénobenzol, faire quotidiennement 0,01 centigr. de cyanure de mercure. Après l'injection de 0,60 centigr. de novarsénobenzol, laisser le malade se reposer 8 jours, puis faire 0,75 centigr., laisser encore 8 jours de repos et refaire 0,75 centigr., laisser encore 8 jours et terminer la série par 0,90 centigr. Si le malade est robuste, s'il a bien supporté les injections précédentes et suivant son poids, il est permis de faire une seconde injection de 0,90 centigr. On peut pendant la série des injections procéder à une seconde recherche du Wassermann.

Quinze jours après la dernière injection de la série, faire un Wassermann. C'est cette séro-réaction dont le résultat va nous guider pour le traitement à instituer par la suite. Si elle est négative et si elle l'était la première fois, laisser le malade au repos pendant 2 ou 3 mois, puis lui faire une seconde série d'injections aussi forte que la première pour consolider le résultat. Cette seconde série finie, on recherchera encore le Wassermann et on continuera à le rechercher au moins pendant 8 mois après la fin du premier traitement. Au bout de ces 8 mois, épreuve de réactivation. Si, après cette épreuve, le Wassermann est négatif, on a toute chance d'avoir une guérison complète. Si, après la première série de novarséno-benzol, le Wassermann est tout positif ou douteux, refaire après un repos de 1 mois ou 2, suivant la force du malade, une seconde série, et ainsi de suite jusqu'à obtention d'une séro-réaction négative. A partir du moment où ce résultat est acquis, agir comme dans le premier cas. Mais il faut bien retenir que, pour considérer une guérison comme acquise, il est nécessaire que la séro-réaction soit observée et reste négative au moins pendant un an après le premier résultat négatif obtenu. Nous verrons plus loin l'importance de la séro-réaction dans le traitement de la syphilis, nous verrons également que la recherche de la fixation du complément ne doit pas se borner au seul sérum sanguin. Mais, quoi qu'il en soit, nous estimons que dans ces conditions de traitement seulement il est possible et de blanchir les accidents et de stériliser le malade.

Nous n'insistons pas sur la méthode d'Hallopeau du traitement local du chancre syphilitique par les injections circumvoisines d'hectine. Si, par cette méthode très douloureuse (qui consiste à injecter l'hectine dans le chancre et autour de lui le long des trajets lymphatiques dorsaux du pénis, dans les ganglions inguinaux et autour d'eux), Hallopeau a pu obtenir des résultats qui ont été favorables, ces résultats n'ont pas été confirmés par d'autres cliniciens, et Hallopeau lui-même a très loyalement rapporté ses insuccès à l'Académie de Médecine. Cette méthode paraît jugée, et il n'y a pas lieu de s'y arrêter. Nous ne préconiserons pas, bien entendu, l'Atoxyl, complètement abandonné après quelques mois d'essais malheureux. Si ce médicament est un admirable agent contre la syphilis, il provoque trop de cas de névrite optique avec cecité définitive, pour qu'à l'heure actuelle il soit permis de l'employer, sinon à très faible dose sous forme d'Atoxyl-Ioduré par exemple. Ceci ne rentre plus dans le cadre du traitement héroïque et superintensif de la syphilis que l'on réalise par les arsénobenzols.

Ajoutons, enfin, que, tout en indiquant un mode d'emploi des sels arsenicaux, il ne peut y avoir de traitement fixé d'une façon déterminée pour la syphilis. Car « il n'y a pas de maladie, il y a des malades », et le coefficient personnel et très important dans cette question du traitement. Un malade n'aura besoin que d'une seule série pour être guéri, d'autres nécessiteront des doses formidables avant de voir leur Wassermann devenir négatif. Donc ne pas négliger le facteur personnel en instituant un traitement.

CHAPITRE IV

Objections à la méthode arsenicale

Il a été fait à la méthode arsenicale bien des objections. Outre les insuccès nombreux au début, qui provenaient d'une mauvaise utilisation des produits, les injections arsenicales s'accompagnaient souvent d'accidents plus ou moins graves, allant parfois, très rarement il est vrai, jusqu'à la mort. Devant ce résultat il était à prévoir que les partisans acharnés du « vieux mercure » allaient se mettre d'accord pour blâmer le nouveau produit, et nous devons bien reconnaître impartialement que l'emploi des premiers sels arsenicaux n'allait pas sans déboires. L'arme était nouvelle, il fallait apprendre à s'en servir. Et si on peut regretter les quelques inconvénients que ces sels eurent au début de leur apparition, on ne peut que se féliciter maintenant de la ténacité de ceux qui les soutinrent contre toutes les objections. Certes, l'expérience en fut parfois coûteuse, mais qu'importe, puisqu'elle a permis à la méthode de se perfectionner. Les dernières années si terribles que nous venons de vivre ont apporté avec leur cortège de malheureux vérolés un champ très vaste de recherches. Les méthodes ont fait des progrès, le nombre des injections s'est accru dans des proportions formidables, tout le monde actuellement se sert des sels arsenicaux, car tout le monde a compris leurs avantages si réels. Il est bien difficile de donner un chiffre approximatif des injections qui ont pu être faites pendant ces 5 dernières années.

CHAPITRE V

Des preuves de la stérilisation
de la syphilis. — Le Wassermann

Quelles preuves, quels arguments décisifs, pouvons-nous faire valoir pour appuyer notre opinion ? Sur quelles bases solides, fournies par l'expérience et l'observation, pouvons-nous fonder notre espoir de voir enfin la syphilis vaincue ? Avons-nous fait, grâce à la science, des progrès nouveaux qui permettent de légitimer notre espérance ?

Nous avons actuellement à notre disposition deux sortes de faits qui peuvent appuyer notre opinion. La première, celle dont nous allons tout d'abord nous occuper, est la séro-réaction ou Wassermann. La seconde, moins récente et moins étudiée, plus susceptible de causes d'erreur mais aussi plus forte quand elle est bien établie, nous est fournie par les cas assez nombreux de réinfection syphilitique. Ces cas, rares au début, deviennent plus nombreux et s'accumulent pour confirmer l'opinion de ceux qui veulent voir la syphilis dominée.

De la première preuve, celle qui nous est fournie par l'étude des séro-réactions, nous ne dirons pas grand'chose, encore qu'il soit difficile dans un pareil sujet de la passer sous silence. Avons-nous d'abord le droit d'employer le mot preuve au sujet de la réaction de Wassermann, et pour tout dire, quelle est la valeur de cette réaction ? La séro-réaction de Wassermann fut longtemps contestée, parce qu'on ne lui trouvait pas un caractère de constance telle, que chaque fois qu'il y avait syphilis elle était positive, et que chaque fois qu'elle était négative il n'y avait pas syphilis. C'est un fait acquis actuellement, que nombreuses sont les maladies qui s'accompagnent d'un Wassermann positif; et pour n'en citer que quelques-unes, nous nommerons la scarlatine, la lèpre, le pian qui d'ailleurs est dû à un spirille et sur qui agit merveilleusement le néo-salvarsan, le paludisme. Par conséquent, pour affirmer la présence de la syphilis, le Wassermann n'a certes pas la valeur d'un examen microscopique.

Nicolas cite une statistique, dans laquelle les Wassermann qu'il étudie sont parfois positifs chez des individus n'ayant aucun signe de syphilis reconnue, ni même de syphilis latente. Donc, est-ce bien une preuve que donne le Wassermann? Non évidemment si on entend ainsi le mot preuve, et il est bien certain qu'entre lui et la réinfection il y a un abîme au point vue certitude.

Mais si nous ne considérons pas le Wassermann comme une preuve de guérison, tout nous permet de croire qu'il en est une très forte présomption. Si nous avons un malade présentant des accidents syphilitiques très nets au point de vue clinique et microscopique et que ce malade n'ait pas encore un Wassermann positif, tout nous autorise à dire que l'infection est encore locale. De même que si la séro-réaction est positive, nous conclurons à la généralisation de l'infection.

Le Wassermann donc n'est vraiment une preuve certaine de syphilis qu'autant qu'il accompagne l'accident chez le syphilitique. Et ce diagnostic de syphilis une fois bien établi, si nous voyons le Wassermann évoluer peu à peu sous l'influence du traitement, pourquoi lui contesterions-nous le droit de nous prouver que cette syphilis subit aussi une modification, qu'elle évolue et qu'elle marche vers une guérison, puisque les modifications qu'elle a apportées dans le sérum sanguin disparaissent? En présence d'accidents le Wassermann positif est donc une preuve de syphilis, et en présence d'accidents qui disparaissent le Wassermann qui devient négatif est une preuve que la syphilis existe mais qu'elle disparaît. Enfin, en présence d'accidents nettement établis, mais avec un Wassermann négatif, on a l'indication que l'infection n'est pas encore généralisée. La preuve en est que si on la laisse se généraliser, le Wassermann deviendra positif. D'ailleurs, si on peut citer des cas où le Wassermann est positif sans syphilis, nous ne croyons pas qu'il soit possible de nous citer des cas où il ne le soit pas avec des accidents déjà âgés, tels que les plaques muqueuses ou la roséole.

Concluons donc, qu'en face d'accidents existants ou évoluants, les Wassermann donnent des preuves incontestables de la présence ou non de la syphilis. En l'absence d'accidents ces mêmes Wassermann ne nous donneront que des indications incertaines et imprécises ; en un mot, la réaction de Wassermann ne nous donne que de très fortes présomptions de guérison.

Observation I (*inédite*)

(Due à l'obligeance de M. le Professeur agrégé G. Petges).

M. X..., 24 ans, se présente à nous le 5 avril 1908, porteur d'un gros chancre induré du méat urinaire, débordant sur le gland, datant d'une quinzaine de jours. Tréponèmes constatés à plusieurs reprises par la méthode de Gimsa, le diagnostic est confirmé par M. le Docteur Tibierge. Polyadénopathie.

Traitement. Deux injections de 0,10 centigr. de calomel. Sur l'insistance du malade, insistance formelle, nous lui faisons suivant la méthode nouvelle à ce moment, après l'avoir prévenu de tous les risques qui pouvaient survenir au point de vue oculaire, 4 injections d'atoxyl aux doses de 0,40 centigr., 0,50 centigr., 0,60 centigr., 0,75 centigr., à 4 jours d'intervalle, injections qui fort heureusement n'ont entraîné aucune conséquence. (Ce sont les seules que nous ayons accepté de faire en raison des dangers de cette médication.) Dans la suite le malade ne présente aucune manifestation syphilitique. Il a été traité ultérieurement d'une façon très rigoureuse, par l'huile grise et

des injections intraveineuses de cyanure de mercure. Dès que la réaction de Wassermann a été rendue pratique, à partir de 1909, elle a été
pratiquée régulièrement plusieurs fois par an jusqu'en 1913, et encore
dans le cours de 1919, elle est restée constamment négative. Deux ans
et demi après le début de sa syphilis le malade s'est marié, il a eu
4 enfants sains et bien portants, sa femme n'a jamais fait de fausses
couches.

Cette observation est un peu en dehors de notre sujet puisqu'il ne s'agit pas d'une réinfection, mais nous avons parlé
des possibilités de guérison de syphilis et des preuves qui
nous en sont fournies par le Wassermann. Or ici les choses
se passent comme si la guérison était obtenue, si l'on en
juge par la persistance d'une réaction de Wassermann négative
pendant une période de deux ans, et par la naissance de
quatre enfants qui ne présentent pas la moindre manifestation, si petite soit-elle, d'hérédo-syphilis. Il faut bien admettre,
dans ce cas, que si la réaction de Wassermann n'avait pu
nous donner une preuve certaine de guérison, il y avait
cependant de fortes présomptions pour qu'il en soit ainsi.

Le Wassermann, a-t-on dit, est « un bon serviteur, mais
un mauvais maître ». Mauvais maître certes, si on veut se
servir de lui uniquement pour poser son diagnostic en négli-
geant tous les autres signes. On ne peut traiter tous les gens
qui ont un Wassermann positif et les considérer tous comme
des vérolés.

Bon serviteur, il l'est, si on sait s'en servir dans de bonnes
conditions. Le Wassermann, à défaut de preuves certaines de
guérison, nous fournira de très bonnes indications pour le
traitement. Un médecin, qui à l'heure actuelle veut conduire
son malade à la guérison sans l'aide du Wassermann, res-
semble assez à l'aveugle qui veut traverser une voie fréquen-
tée sans un guide. Evidemment il peut y réussir, mais combien
plus difficilement que s'il avait un guide sûr !

Donc le Wassermann est un guide, et à ce titre il nous
dira tout d'abord si l'infection est généralisée ou si elle ne

l'est pas, renseignement dont nous avons vu l'intérêt, et
grâce auquel nous allons pouvoir instituer le traitement abortif. Sur les 87 observations d'Emery, 69 malades ont un
Wassermann pris au début. Sur ces 69, 19 sont négatifs, le
restent pendant un an et plus, et aucun de ces malades ne
présente de récidive ou d'accident secondaire. Donc importance extrême du Wassermann de début, et à ce sujet, nous
nous permettrons d'ajouter : si le Wassermann de début n'a
pu être fait, le Wassermann obtenu pendant le traitement ou
quelques jours après peut le remplacer.

D'abord, en le recherchant pendant le traitement, nous
nous assurons qu'au moment où nous avons commencé le
dit traitement, l'infection générale était encore éloignée. Car
même une ou deux injections de novarsénobenzol peuvent ne
pas suffire pour arrêter l'infection si celle-ci était à la limite
de sa durée d'incubation. Puis, si le Wassermann cherché
ainsi pendant le traitement ou dans les tout premiers jours
est positif, comme une seule série d'injections suffit rarement
pour le rendre négatif, on peut conclure, même en l'absence
de l'indication du début, que l'infection était généralisée et
qu'on se trouve dans la seconde partie de la période primaire.
En un mot, la valeur fournie par le Wassermann de début
se prolonge pendant la première série du traitement et quelques jours après la fin de cette série.

Le Wassermann enfin doit être surveillé très régulièrement,
tous les deux mois en moyenne, car nous admettons que,
dans les cas de syphilis très bien établis, sa valeur est assez
réelle sans être complète. Si donc on le voit fléchir et tendre
à redevenir positif, ce qu'il ne fera pas d'emblée, on a toute
la latitude nécessaire pour intervenir avant qu'il ne soit positif absolument.

La condition exigible pour qu'on puisse reconnaître au
Wassermann une valeur quelconque, est qu'il soit fait très
régulièrement, en série, et autant que possible par un même
opérateur pour un même malade. Car, dans l'évaluation de
l'hémolyse, le coefficient personnel a une très grande valeur,

et nous ne croyons pas être loin de la vérité en disant que tous les déboires que l'on a eus avec le Wassermann viennent, presque à coup sûr, de la légèreté et du manque de précision avec lequel il a été fait. Donc et pour terminer, nous dirons : au point de vue de la guérison, le Wassermann ne donne que de fortes présomptions, suffisamment fortes cependant pour être un guide utile et indispensable dans la manière d'exécuter ou d'interrompre les traitements.

A la recherche de la fixation du complément dans le sang, s'ajoute un procédé actuellement bien mis au point, et dont l'utilisation remonte à ces dernières années. Nous voulons parler de l'étude du liquide céphalo-rachidien, obtenu par ponction lombaire, au point de vue de la réaction de Wassermann. A la période tout à fait primaire de la syphilis le tréponème reste très localisé, mais dès que la généralisation de la maladie est devenue un fait accompli, celui-ci peut élire domicile dans les centres nerveux. Il y manifestera sa présence d'une façon plus ou moins active par des céphalées, paraplégie syphilitique, atrophie des nerfs optiques, tabès, etc... Dans cette période, le Wassermann du liquide céphalo-rachidien est positif. On doit donc, lorsqu'on a traité un malade pour une syphilis primaire prise tardivement ou pour une syphilis secondaire, étudier, parallèlement à la fixation du complément dans le sérum sanguin, la recherche du Wassermann dans le liquide céphalo-rachidien, et dans ces deux cas on ne peut parler de stérilisation qu'autant que cette double épreuve est négative. Cette recherche implique évidemment des difficultés d'ordre opératoire. Outre que les malades peuvent présenter une certaine répugnance à se soumettre à la ponction lombaire, celle-ci peut avoir des suites assez douloureuses, surtout lorsqu'elle est positive. C'est pour cette raison qu'il est inutile de s'exposer à ces ennuis si le malade est traité dès le début de la maladie : le résultat étant certainement négatif. La question n'est donc intéressante que dans le cas où le malade traité se trouve dans les circonstances citées plus haut, ou désire contracter le mariage. C'est une

3

précaution de plus à prendre et une indication à ne pas dédaigner. Cependant, pour notre part, nous considérons cette méthode comme bien difficilement utilisable actuellement, à cause de tous les ennuis qu'elle peut amener.

CHAPITRE VI

Preuves fournies par la réinfection

Dans ces dernières années, depuis que l'emploi de sels arsenicaux s'est généralisé, des faits d'une importance extrême se sont multipliés, faits qui ont fait naître par leur multiplicité l'espérance que dans bien des cas tout se passait comme si la syphilis était stérilisable et guérissable. Et aux preuves incomplètes données par l'étude de la séro-réaction, sont venues s'ajouter des preuves indéniables fournies par des observations de plus en plus nombreuses de réinfection syphilitique. La syphilis, avons-nous écrit dès le début de notre travail, était considérée autrefois comme une maladie dont une première atteinte conférait l'immunité complète. Tel celui qui avait la rougeole ou la fièvre typhoïde, le malheureux qui avait contracté une syphilis avait de grandes chances d'être à l'abri d'une nouvelle vérole longtemps après la disparition des accidents spécifiques. A cette époque, nous ne possédions pas les arsenicaux, et il est bien certain qu'un Fournier ou un Ricord, qui n'avaient à leur disposition que le mercure, ne pouvaient envisager autrement la question de la syphilis. Dans ce temps-là, le malade se soumettait à un traitement long et rigoureux où le mercure et l'iodure de potassium jouaient un rôle essentiel. Quatre années étaient considérées comme un minimum de temps pour autoriser le mariage, et encore fallait-il traiter la femme malade, quand celle-ci devenait enceinte. Donc aux inconvénients, à la rigueur du traitement, venait s'ajouter pour certains l'ennui

de ces quatre années si longues. A cette époque on n'espé-
rait certes pas la guérison. En 1910 cependant, alors que les
arsenicaux n'étaient pas encore employés comme ils le sont
maintenant, le Professeur Pinard signale quelques cas de
réinfection ; presque tous les malades examinés avaient contracté leur première vérole quelque vingt ans auparavant.
Mais aujourd'hui la réinfection n'est plus un vain mot, elle
existe, on a des exemples, et il est bien évident qu'avec ce
que nous savons sur l'immunité et la vaccination, le seul
fait de se réinoculer la syphilis est la meilleure preuve que
la première vérole avait été complètement guérie et que l'on
a affaire à une seconde invasion d'un organisme qui est
dépourvu des moyens de défense que confère habituellement
l'immunité. Mais il ne faut pas croire cependant que cette
question si importante de la réinfection soit toute récente. Voilà
bien longtemps déjà que les réinfections sont étudiées ; nombreux sont les cliniciens qui autrefois, bien avant que ne
soient connus les arsenicaux, avaient publié quelques observations ; mais avec les idées qui régnaient alors sur les possibilités de guérison, ces observations étaient critiquées, con-
tredites, et les objections pleuvaient drues comme grêle sur
les cas présentés : les uns niaient l'authenticité de la première
syphilis et n'admettaient pas la nature spécifique du chancre,
d'autres niaient au contraire la seconde vérole, et toutes ces
discussions avaient pour résultat de donner des conclusions
tellement contradictoires que peu à peu cette question pour-
tant si importante perdit de son intérêt. Mais actuellement
on a bien compris que dans les réinfections se trouvait la
meilleure preuve de la guérison possible. Aussi depuis 1910
les recherches sont-elles dirigées vers cet ordre d'idée et nombreux sont ceux qui ont publié et accumulé les observations
de réinoculation. Nous constatons en effet que depuis 1910
les exemples de réinfection authentiques ne manquent pas.
En 1910 nous en voyons publier un cas, en 1911 trois, en
1912 seize, enfin en 1913 le nombre des observations montera
à 24, et nous tenons à faire remarquer que cette multiplica-

tion des observations marche parallèlement avec la généralisation de l'emploi des arsenicaux. A l'heure actuelle, nous ne
pouvons établir une statistique, d'autant plus que certains cas
doivent échapper souvent à l'observateur, car on ne pense
pas toujours devant un malade qui est porteur d'un chancre
à lui demander s'il n'en a pas déjà eu un. La guerre, par la
terrible recrudescence qu'elle a apportée à la syphilis, permettra peut-être aux amateurs de statistiques d'en produire d'intéressantes. Quoi qu'il en soit, comment expliquer que les cas
de réinfection actuellement publiés soient un peu moins critiqués que ceux qui étaient publiés autrefois ? La raison en
est que nous possédons à l'heure actuelle des moyens de contrôle plus stricts et d'une certitude telle, qu'on ne peut mettre
en doute les résultats qu'ils nous donnent, moyens de contrôle qui manquaient autrefois absolument. Outre les signes
et aspect cliniques des lésions, signes qui autrefois existaient
déjà, mais dont la certitude n'était pas absolue, car elle était
parfois fort difficile à établir, nous possédons actuellement
l'ultramicroscope par exemple qui, en révélant la présence
du tréponème dans une lésion, nous permet d'en affirmer la
nature spécifique. Nous avons aussi le Wassermann. Bref,
cette question qui autrefois, faute de moyens scientifiques,
avait, malgré tout, son importance relative, a vu, grâce au
perfectionnement de ses moyens, cette importance s'accroître
considérablement. Donc si autrefois on publia des observations incomplètes très souvent et critiquables pour la plupart,
actuellement il n'en est plus ainsi. Et précisément parce que
nous sommes à même de donner une certitude absolue à
nos observations, précisément disons-nous, nous devons exiger d'elles des qualités qui, tout en les rendant indiscutables,
leur donnent un caractère probant de la guérison de la syphilis. Un des premiers points de certitude que nous devons
rechercher dans une observation est celui qui nous est fourni
par l'aspect clinique des lésions observées. La spécificité du
chancre de la première vérole et de celui de la seconde vérole
doit être nettement établie. Ce résultat nous l'obtenons de plu-

sieurs façons. L'induration du chancre, la sérosité qui se trouve à sa surface, sa forme, la polyadénopathie qui l'accompagne, tout cela doit être très minutieusement observé, ainsi que nous le constatons dans l'observation suivante :

OBSERVATION II (*inédite*)

(Due à l'obligeance de M. le Professeur agrégé PETGES)

X..., 32 ans. Le 3 juillet 1919, X. se présente à nous avec un chancre ulcéro-croûteux type occupant toute la moitié gauche de la lèvre inférieure et empiétant sur le menton, de diagnostic si évident que nous le faisons dès son entrée. Il s'agit d'une large ulcération régulièrement ovalaire, de près de 2 centim. 1/2 de long sur 2 centimètres de large, surélevée, recouverte d'une croûte épaisse, brunâtre, sous laquelle suinte une sérosité très abondante. Le fond est rouge, couleur chair musculaire lisse, unie, l'ensemble est induré, induration ligneuse. Dans la région sous-maxillaire et sous-mentale grosse polyadénopathie avec en particulier deux ganglions du volume d'un gros œuf de pigeon déformant la région. L'examen à l'ultramicroscope révèle une quantité de tréponèmes pâles (4 à 6 par champ) retrouvés également par la coloration suivant le procédé Fontana-Tribondeau.

Le malade, instruit de notre diagnostic et très documenté sur la syphilis, nous déclare qu'il ne peut s'agir d'un chancre induré, puisque tout dernièrement il a déjà contracté la syphilis en juin 1918 et que d'autre part il n'a eu aucun contact féminin même par simple baiser depuis cette époque.

Il nous raconte alors son histoire. En juin 1918 il a présenté un chancre induré du gland avec adénopathie typique diagnostiqué par le Docteur Rivollet. Le Professeur Nicolas l'a vu et l'a traité, soit personnellement, soit avec le Docteur Rivollet, par 0,45 centigr., 0,60 centigr., 0,75 centigr., 0,90 centigr., de novarsénobenzol. Puis un mois et demi après par 0,60, 0,75, 0,90 centigr. La roséole n'est apparue non plus qu'aucun autre accident spécifique. Un mois après la dernière injection de novarsénobenzol, X... se fait faire une injection par semaine d'huile grise à la dose de 0,09 centigr. à 0,10 centigr. pendant 8 semaines et recommencera des séries de 8 semaines d'huile grise après 8 semaines de repos jusqu'en décembre 1918. A ce moment on lui fait deux cures de 15 piqûres d'hectargyre et il prend de l'iodure de potassium.

Ce cas nous a paru tellement typique que nous avons désiré le faire authentifier par M. le Professeur W. Dubreuilh, qui a porté le même diagnostic de chancre induré de la lèvre et du menton et nous a répondu qu'il avait également la conviction qu'il s'agissait là d'un cas authentique de réinfection, que nulle autre lésion syphilitique de même aspect clinique ne pouvait d'ailleurs présenter un nombre si abondant de tréponèmes que ceux qu'il venait de constater à l'ultrami-croscope. L'étiologie de ce chancre confirme bien le diagnostic, car si M. X... n'a eu aucun contact féminin depuis près d'un an, il se rap-pelle fort bien, avec dates corroborées par ses déplacements militaires, qu'une vingtaine de jours avant l'apparition de l'ulcération de la lèvre, contrairement à toutes ses habitudes, étant en déplacement et n'ayant pas son rasoir, il s'est fait raser chez un coiffeur dans une ville d'Algérie 2 jours de suite.

Cette observation ne peut être discutée qu'à un seul point de vue : si le diagnostic actuel de chancre syphilitique de la lèvre et du menton ne peut être contesté, on peut dire qu'il n'est pas démontré qu'en juin 1918 le malade ait été réellement atteint de syphilis primaire. A la vérité, nous devons accepter un diagnostic posé par des spécialistes autorisés tel que le docteur Rivollet et nous incliner devant la compétence et l'autorité du Professeur Nicolas, qui n'aurait certainement pas traité le malade par deux séries de novarsénobenzol s'il n'avait pas été certain de son diagnostic. En réalité il s'agit là d'un argument d'autorité plus que d'une preuve scientifi-que, mais il a sa valeur.

Dans cette observation nous retrouvons tout ce qui peut confirmer la nature syphilitique de la lésion observée, tout, depuis la forme et le volume du chancre, jusqu'à cette polya-dénopathie si caractéristique qui l'accompagne. Et dans ce cas il n'est pas possible de faire de confusion : nous avons affaire à un chancre de la lèvre et du menton dont l'induration avec l'abondance des spirochètes est un des meilleurs signes cliniques. L'induration dans les lésions des organes génitaux peut quelquefois accompagner des lésions de nature non syphilitique et être produite par l'application de caustiques énergiques sur de simples ulcérations, mais là ce n'est pas le cas. Nous avons donc là un cas de réinfection incontestable. Aux signes cliniques des ulcérations, signes parfois plus imprécis que ceux fournis dans l'observation précédente, nous allons ajouter les signes donnés par l'ultramicroscope. La présence du tréponème dans la sérosité qui coule d'un chancre est la meilleure des preuves qui se puisse fournir tant pour en établir la spécificité que pour en établir l'âge. Nous savons que dans le chancre rédux ou dans la plaque muqueuse le tréponème est assez rare. Donc la vérification à l'ultramicroscope de la présence du tréponème s'impose autant que possible, bien entendu, dans les deux chancres. Si par cas le malade a mis sur son ulcération des produits pharmaceutiques qui contribuent à la disparition du microbe, un pansement humide à l'eau stérilisée mis en place pendant deux jours suffit pour ramener la pullulation des tréponèmes. Dans les deux observations qui vont suivre, nous allons retrouver ces caractères très nets. Dans la première, fait également considérable, c'est le même médecin qui soigne consécutivement les deux véroles, par conséquent, les étudiant lui-même, il a de plus grandes chances de moins se tromper et connaît plus parfaitement les circonstances des deux maladies.

Observation III

(Rudolf Kreeting — tiré du livre *Traitement abortif de la syphilis* par le Docteur Emery)

Homme de 21 ans, 14 octobre 1911, deux infections primaires caractéristiques dans le « sulcus coronarius » à gauche. Beaucoup de spirochètes. Infecté il y a 4 semaines 1/2. Réaction de Wassermann négative. Trois injections intraveineuses de salvarsan, à 3 semaines d'intervalle. La réaction de Wassermann tout le temps négative. Le 18 janvier

1912 et le 7 mars 1912, la réaction de Wassermann est encore négative. Il n'y a pas de symptômes de syphilis secondaire.

Le 18 juin 1912, le malade se présente avec une grande sclérose
primaire sur la face extérieure du prépuce à droite, à 2 centimètres du
bord. Spirochètes en grande quantité, les ganglions inguinaux sont
tuméfiés des deux côtés. Syphilides maculeuses ; la réaction de
Wassermann est fortement positive. Infecté il y a 2 mois 1/2, on lui
donne encore 3 injections de salvarsan à 0,40 centigr., les symptômes
disparaissent rapidement et déjà après la première injection la réaction
de Wassermann devenait négative. C'est donc un malade qui présente
dans un intervalle de 8 mois deux infections primaires dont la seconde
se manifeste par un chancre qui ne peut être un chancre rédux, le
siège n'étant pas le même que pour le premier chancre.

L'auteur signale que, depuis 25 ans qu'il exerce la médecine, c'est
la première fois qu'il voit une réinoculation, et cela se produit depuis
qu'il se sert du salvarsan.

OBSERVATION IV (*résumé*)

Chancre syphilitique. Stérilisation par le Galyl. Réinfection

(BALZER. FOUQUET. BARTHÉLEMY)

R..., 26 ans, journalier, 24 avril 1914, se présente à l'hôpital Saint-
Louis. Deux lésions de la verge datant de 6 semaines environ. La première se trouve sur le fourreau ; la deuxième, qui se trouve sur le
gland, est apparue 4 ou 5 jours après la première. A l'examen on
trouve en effet sur le dos de la verge une ulcération arrondie à base
indurée aux bords nets non décollés. Ulcération évidemment syphilitique. La seconde, située à la partie postéro-inférieure du gland, est à
base indurée, douloureuse, accompagnée de balanite, elle est proba-
blement mixte. La recherche à l'ultramicroscope est nettement positive
pour la première ulcération. La polyadénopathie existe très typique
bilatérale. Le 25 avril le Wassermann est négatif, le 20 mai roséole.
Or ce malade qui se présente ainsi atteint de syphilis a été traité 7 mois
auparavant dans les services de M. Balzer, remplacé par M. Fouquet,
pour un chancre syphilitique dont on peut retrouver la cicatrice peu
apparente et où le spirochète a été vu en abondance. Le malade avait

reçu, vu la spécificité de sa lésion, deux injections à 0,40 centigr.
Voilà donc un cas qui nous paraît assez net de réinfection syphilitique.

On ne doit pas attacher seulement son attention à l'étude
du chancre ou des syphilis primaires. Quoiqu'en période
secondaire les guérisons soient plus longues à obtenir, les
observations existent cependant de malades réinfectés après
guérison d'une syphilis secondaire ; car si on peut parfois
douter de la nature spécifique d'un chancre, quand on n'a à
sa disposition que des moyens de contrôle scientifiques très
restreints, le doute n'est pas permis si on se trouve en présence de roséole ou des plaques muqueuses. Certes pour ces
dernières le diagnostic n'est pas toujours aisé, mais il est bien
rare, quand on voit des plaques muqueuses, de ne pas retrouver un reste de roséole ; donc la réinfection sera bien plus
probante si elle s'accompagne dans les deux cas d'accidents
secondaires, car il y a eu généralisation de l'infection de l'organisme une première fois, et nous avons généralisation une
seconde fois.

Observation V (résumé)

(MM. Milian et Sauphar)

Il s'agit d'un malade qui se présente le 20 novembre 1911 porteur
d'un chancre induré à caractère très net, datant de 10 jours, accompagné d'une polyadénopathie bilatérale. Le diagnostic formel est
chancre syphilitique malgré la négativité du Wassermann.

En interrogeant le malade, on apprend qu'en mai 1911 il a déjà été
traité à l'hôpital Ricord pour un premier chancre dont la nature syphilitique a été confirmée par la clinique et la recherche à l'ultramicroscope du tréponème, recherche qui a été positive. Le traitement institué
à cette époque est de trois injections intraveineuses de 606 ; 4 mois
après ce premier traitement, le Wassermann est négatif. Les auteurs
signalent qu'en présence de tels antécédents et qu'en voyant de
nouveau un second chancre aussi net 7 mois après le premier, ils lais-

sent évoluer la maladie jusqu'à la roséole qui apparaît le 24 décembre
1911 dans les délais normaux. Il n'y a donc aucun doute, on se trouve
en présence d'une syphilis chez un individu qui 7 mois auparavant
avait été atteint d'un chancre, avait été traité et guéri de sa première
atteinte et qui venait de se réinfecter.

OBSERVATION VI (*inédite*)

(Due à l'obligeance de M. le Professeur agrégé PETGES)

X..., 25 ans, soldat, entre dans le courant de février 1918 au centre de
dermato-vénéréologie d'armée à l'hôpital complémentaire 71 à Jouarre.
Il est porteur d'un chancre induré type en voie de guérison, apparu
une vingtaine de jours après la dernière permission de détente durant
laquelle X... a eu des rapports aventurés avec des prostituées à Paris.
Polyadénopathie type inguinale, cervicale, épitrochléenne. Roséole
apparue une quarantaine de jours après le début du chancre, ce chancre
siège sur le côté droit, sur le sillon balano-préputial. Notre collabo-
rateur le Docteur Grassiot reconnaît le malade et confirme l'histoire
suivante. X... a déjà été hospitalisé au même centre de dermato-vénéréologie en juillet 1917, alors que le centre était à l'hôpital complémentaire d'Hameau et dirigé par le Professeur Baudin de Rennes. M. Baudin avait diagnostiqué en juillet 1917 chez ce même malade un chancre induré du prépuce dont il reste actuellement une cicatrice pigmen-
taire légèrement déprimée, il avait présenté de plus de la polyadénopathie et un début de roséole. Le traitement consista en 6 injections
de novarsénobenzol à une semaine d'intervalle aux doses de : 0,20 centigr., 0,30 centigr., 0,45 centigr., 0,60 centigr., 0,75 centigr. et 0,90
centigr., sans traitement mercuriel concomitant. Dans la suite le
malade a pris un mois sur deux des pilules de Ricord ou de Dupuy-
tren.

La réinfection ne fait pas de doute ici, bien que le malade,
comme celui de l'observation n° X, n'ait reçu que 6 injections de novarsénobenzol et qu'il ait été traité alors que la
roséole témoignait déjà de l'infection générale. Pour éviter
les causes d'erreur qui peuvent subsister par exemple du fait

de l'apparition fréquente des chancres rédux, nous devons
exiger autant que possible que le chancre nouveau se trouve
éloigné de l'endroit où siégeait le premier, et l'observation
n° II est une des meilleures que nous puissions trouver à ce
point de vue-là : puisque, en plus de la spécificité très nettement établie du chancre de la lèvre et du menton dont est
porteur X..., nous savons que sa première vérole a débuté
par un chancre du pénis. Mais la distance entre les deux
chancres n'a pas besoin d'être si importante : il nous suffit
que sur le gland elle siège d'abord d'un côté puis ensuite de
l'autre pour que la cause d'erreur due au chancre rédux soit
évitée.

Observation VII (*textuelle*)

(*Un cas de réinfection syphilitique*, par M. P. Fermet)

B... Joseph, âgé de 27 ans, journalier, vient à la consultation le
17 janvier 1912 pour une lésion ulcérée du prépuce qui date de 8 ou 9
jours. Cette lésion, qui siège sur le prépuce en arrière et à gauche tout
près du sillon balano-préputial, est exulcérative, parfaitement limitée,
à contours arrondis, ne sécrétant pas et reposant sur une base légèrement indurée. Cette exulcération a tous les caractères d'un accident
primitif. Les ganglions satellites sont peu volumineux. Nous faisons
la recherche à l'ultramicroscope du tréponème, cette recherche est
positive ; la lésion étant préputiale, le chancre étant petit, l'excision
nous paraissant facile, le jour même nous faisions l'ablation totale du
chancre. Après avoir fortement touché les surfaces de section à la
teinture d'iode, nous faisions un point de suture pour rapprocher les
lèvres de la petite plaie. Le lendemain nous faisions à ce malade une
injection intraveineuse de 0,30 centigr. de salvarsan. 8 jours plus
tard nous faisions une injection de 0,45 centigr. de salvarsan, et
8 jours plus tard encore une injection de 0,60 centigr. de salvarsan.
Nous recommandons au malade de venir nous voir. Il revient seulement 2 fois et reçoit dans le service 2 injections d'huile grise. Nous le
perdons de vue.

Le 20 juin 1914 il revient consulter. Il nous dit que depuis 2 ans il a quitté Paris, qu'il n'a suivi aucun traitement, mais que depuis 2 mois environ il a de nouveaux accidents.

Il a consulté à l'hôpital Ricord pour des lésions de la verge qui ont été diagnostiquées chancres mous, lésions survenues 48 heures après un coït suspect. Malgré un traitement local les chancres augmentent de volume. Lorsqu'il vient dans le service de M. Brocq, le 20 juin, très nettement les 2 lésions sont indurées, elles siègent dans le sillon balano-préputial, ont tous les caractères de chancre syphilitique et sont en dehors de la cicatrice qui résulte de la petite opération faite plus de deux ans auparavant.

Nous constatons dans l'aine une pléiade ganglionnaire très accentuée, et de plus nous voyons sur les flancs, la poitrine et l'abdomen, une éruption discrète de roséole maculeuse à petits éléments n'ayant nullement les caractères d'une roséole de retour. L'examen de la gorge nous montre des plaques muqueuses surtout nombreuses sur l'amygdale droite, nous constatons une micropolyadénie généralisée. Le malade se plaint de céphalée surtout nocturne. Il n'est pas douteux que ce malade est atteint de chancre syphilitique. L'examen à l'ultramicroscope nous permet de voir de nombreux tréponèmes, et un mois après l'apparition de ce chancre surviennent des accidents secondaires qui sont actuellement en pleine évolution. La réaction de Wassermann pratiquée le 25 juin est nettement positive.

Nous ne nous arrêterons pas à discuter cette observation. Elle remplit toutes les conditions exigibles pour être authentique. Recherche à l'ultramicroscope positive dans le premier chancre, positive dans le second qui apparaît 2 ans après le premier, avec un coït nettement infectant et qui s'accompagne, en plus, de syphilis secondaire. Dans l'observation qui précède de même que dans celle qui suit, nous trouvons un facteur important d'authenticité qui est le facteur temps. Les accidents syphilitiques de l'époque primaire et secondaire apparaissent et évoluent dans un laps de temps très nettement déterminé et à peu près uniforme pour toutes les maladies. Durée d'incubation, 15 à 20 jours. Apparition de la roséole 45 jours après le début du chancre. Quelquefois cette roséole apparaît 2 mois, 3 mois, rarement 4 mois après. La plaque muqueuse, elle, au contraire, apparaît parfois très longtemps après le chancre. L'argument aura donc sa pleine valeur s'il s'agit ou d'un chancre ou de la roséole. Car plus l'époque qui séparera les deux syphilis sera de longue durée, plus nous aurons de chance d'avoir deux syphilis différentes. Ordinairement, et c'est le cas pour la majorité des observations citées, les réinfections sont assez rapides, 7 à 8 mois. On pourrait s'y tromper et croire à une récidive si d'autres caractères n'y étaient attachés. Mais dans l'observation qui précède et celle que l'on va lire, deux ans séparent les deux véroles. Ajoutée aux autres caractères, cette durée ne peut que consolider la valeur de l'observation. Notons cependant que le tréponème est susceptible de vivre à l'état latent pendant très longtemps sous la forme sporulée ; il se réfugie dans certaines parties du corps, vraisemblablement dans les ganglions, et là il reste tranquille jusqu'à ce que pour une cause quelconque il manifeste sa présence par des accidents d'autant plus graves que la maladie sera restée longtemps sans manifester sa présence. Mais dans ce cas-là il n'est pas de réinfection possible.

Observation VIII (résumé)

(Emery)

13 février 1913, homme âgé de 23 ans, porteur d'un chancre syphilitique préputial, datant de 15 jours. Ultramicroscope et séroréaction sont positifs. Le même jour, une injection de 0,25 centigr. de salvarsan, puis le traitement se continue suivant le principe de l'auteur. Traitement arsenical en 3 séries échelonnées du 19 février au 10 juillet. Le 29 mai le Wassermann est négatif, le 5 août il l'est encore. Enfin le 10 décembre, après une dernière série d'injections, le malade ayant reçu 8,20 centigr. de néosalvarsan et 1,75 de salvarsan, le traitement est suspendu. Le Wassermann reste constamment négatif.

Le 24 mars 1914, c'est-à-dire près de 2 ans après, il revient à la consultation avec une légère érosion du sillon balano-préputial. La lésion ne paraît pas spécifique et à ce moment la réaction de Wassermann reste négative. L'auteur insiste sur ce fait, car s'il se fût agi d'une manifestation secondaire, le Wassermann eût dû être positif. 4 jours après, seconde ulcération qui n'inquiète pas le malade. Mais le 15 avril les lésions augmentant, le malade se présente de nouveau devant l'auteur qui reconnaît alors deux beaux chancres spécifiques accompagnés de polyadénopathie, les recherches à l'ultramicroscope du tréponème et le Wassermann sont nettement positifs.

Les deux lésions ne peuvent être des chancres rédux, leur emplacement n'étant pas le même dans les 2 cas ; une adénopathie est née là où il n'y en avait plus depuis longtemps.

N'oublions pas non plus, malgré ce que nous avons dit du Wassermann, que, s'il n'était pas une preuve absolue, il n'en était pas moins une forte présomption de guérison : « Le Wassermann, bon serviteur et mauvais maître, nous donne, lorsqu'on lui demande ce qu'il peut nous donner, des indications trop précises pour les négliger. » Etudions donc dans nos observations le Wassermann des malades, et nous aurons d'autant plus de chance de succès dans cette étude que nous verrons l'évolution lente se produire dans la réaction. Un Wassermann qui d'emblée devient négatif est plus douteux que celui que nous voyons reculer petit à petit à mesure que le traitement avance. La maladie rétrocède, le Wassermann change, c'est donc qu'il y a action sur la syphilis. Donc ne négligeons pas l'étude du Wassermann pour authentifier nos observations. Bien entendu qu'à cette étude s'ajoute l'étude des autres signes ! Dans l'observation que nous allons citer, nous allons voir la première syphilis, qui d'ailleurs est arrivée à l'époque secondaire, rétrocéder peu à peu, ainsi que le Wassermann qui devient peu à peu négatif. Et dans la seconde vérole, nous retrouverons, sinon le Wassermann, du moins l'aspect clinique du chancre ou le tréponème constaté à l'ultramicroscope, ce qui nous permettra d'assurer la réinfection.

Observation IX (*résumé*)

(MM. Gastou et Henri Sanglier-Lamarck)

M. H..., 23 ans : le malade, le 4 septembre 1911, montre pour la première fois son chancre à un pharmacien qui le soigne très sommairement avec une pommade. Le 19 octobre apparaît une roséole très confluente, et le malade s'adresse alors à un médecin.

Ce dernier n'a aucune peine à reconnaître la spécificité du chancre qui s'accompagne d'une polyadénopathie énorme et très typique ; roséole mais pas de manifestation sur les muqueuses. Du 24 octobre 1911 au 18 novembre 1911 deux injections de 0,50 centigr. de salvarsan, puis repos. Le 15 janvier 1912, réaction de Wassermann — + + +. Du 30 janvier au 17 février, trois nouvelles injections de salvarsan : 0,30, 0,30 et 0,40. Le 11 mars, le Wassermann — — + + . Le 30 mars on injecte 0,30 de salvarsan, le 5 avril 0,50, le 12 avril 0,30, le 20 avril 0,35 et le 29 avril 0,45 ; le 9 mai on emploie 0,45 de néosalvarsan, le 20 ont fait un second néosalvarsan de 0,65, le 11 juillet enfin on obtient une séroréaction — — — —. Le 21 juillet, le malade reprend ses anciennes habitudes, le 4 septembre il se présente de nouveau porteur d'un chancre très net accompagné de polyadénopathie inguinale typique ; l'examen ultramicroscopique pratiqué 8 jours après l'apparition du chancre est très nettement positif, on se trouve donc en présence d'une réinfection.

Enfin — et c'est par là que nous allons terminer notre chapitre, — nous ne devons pas négliger l'étude des commémoratifs des deux véroles consécutives, et nous devons apporter à l'interrogatoire du malade une extrême attention. Connaître la date du coït infectant, pour déterminer aussi exactement que possible la durée d'incubation de la maladie, la date d'apparition des accidents pour voir si tout se passe dans les délais normaux et prévus. Interroger et visiter même, si cela se peut, la femme qui a contribué à la contamination du malade. Toutes ces questions, parfois si délicates à poser et si fastidieuses, ont une importance énorme. Nous avons vu déjà, dans une observation que nous avons publiée de

MM. Gastou et Sanglier-Lamarck, le malade examiné recon-
tracter sa propre syphilis après qu'il l'eut donnée à sa maîtresse. L'observation qui va suivre, et que nous devons à
l'obligeance de M. le Professeur agrégé Petges, est à ce point
de vue remarquable. Il nous paraît difficile de trouver mieux
comme exemple de réinfection.

OBSERVATION X (*inédite*)

(Due à l'obligeance de M. le Professeur agrégé PETGES)

M. D..., employé de bureau, 25 ans, se présente à notre consultation le 29 mai 1913 ; il a une maîtresse avec laquelle il vit depuis
6 mois environ. Au cours d'un voyage, fin mars 1913, il a plusieurs
rapports avec une femme connue dans un café-concert. 25 jours après
environ il constate une ulcération du sillon balano-préputial situé à
l'angle du frein. Il se soigne seul, conseillé par un pharmacien, par
application d'iodoforme pendant un mois. Pendant les 15 premiers
jours après l'apparition de l'ulcération il a des relations avec sa maîtresse.

État actuel. Le 29 mai 1913 : gros chancre induré du sillon balano-
préputial, gros comme un haricot, présentant, quand le malade décou-
vre le gland, un relief très notable, à l'angle gauche du frein à cheval
sur le gland, le sillon balano-préputial et le prépuce. Induration cartilagineuse, suintement abondant. polyadénopathie inguinale, cervicale,
ganglions épitrochléens, roséole papuleuse généralisée, pas de plaques
muqueuses buccales, pâleur du visage et anémie.

Traitement. Une injection de novarsénobenzol le 3 juin 1912 et
ensuite, à une semaine d'intervalle, 0,45 — 0,60 — 0,75 — 0,90.
Sirop de Gibert dans l'intervalle des piqûres pendant 30 jours sur 40
jusqu'au 8 décembre 1913.

Sa maîtresse, que nous avons eu occasion de voir un mois après le
début de l'accident décrit plus haut, a présenté un chancre induré
typique de la face interne de la grande lèvre droite et ultérieurement,
dans les délais normaux, de la roséole.

Le malade, très scrupuleux, nous avait demandé instamment avant
le traitement par le novarsénobenzol, dont nous ne lui cachions pas

4

les inconvénients et les dangers éventuels, si ce traitement le guérirait. N'ayant pas voulu lui donner cette assurance et lui ayant expliqué que le syphilitique était bien immunisé contre une nouvelle atteinte, dans la règle générale, et ne pouvait espérer obtenir une guérison scientifique, il nous demanda alors, sans nous dire pourquoi, s'il était exposé à contracter de nouveau la maladie. Nous lui donnâmes, sinon l'assurance, du moins la probabilité d'une immunité prolongée.

Le 8 décembre 1913, M. D... revient nous trouver, navré : sa maîtresse, mécontente de l'infidélité qui lui avait valu de recevoir la syphilis, l'avait quitté et elle était partie pour Paris. A l'occasion d'un voyage, M. D... a passé quelques jours avec elle à Paris, en septembre 1913. Il a eu des relations multiples alors qu'elle présentait encore des plaques muqueuses. Il était convaincu de ne courir aucun danger de rattraper la maladie que je n'avais pu lui promettre de guérir. Le dernier contact avec cette femme était du 10 septembre 1913. Vers le 1er octobre il s'est aperçu de l'apparition d'une nouvelle ulcération ressemblant assez à la première pour qu'il ait fait lui-même le diagnostic. Cette ulcération siégeant sur le côté droit et au milieu du repli préputial, en un point éloigné du premier chancre et sur une zone où il n'y avait eu préalablement aucun autre accident, est devenue saillante, indurée et a été diagnostiquée comme étant un chancre syphilitique par un médecin de Paris. Le 15 novembre, est apparue une roséole que nous retrouvons quand nous examinons le malade le 8 décembre 1913. A cette date nous constatons une cicatrice indurée cartilagineuse typique au niveau du point décrit, roséole confluente généralisée papuleuse, couronne de Vénus, plaques muqueuses des amygdales et, fait important, polyadénopathie inguinale énorme beaucoup plus grosse que celle qui avait accompagné le premier chancre et incomparablement plus volumineuse que les quelques ganglions qui persistaient à la dernière visite du malade le 7 juillet 1913.

Nous avons voulu avoir l'avis de M. le Professeur William Dubreuilh pour authentifier en quelque sorte ce cas de réinfection, et notre maître, après examen minutieux du malade, a été d'avis que rien ne permettait de penser à autre chose qu'à une syphilis primaire et secondaire datant de septembre et ne pouvant avoir aucune corrélation avec la syphilis primaire et secondaire que nous avions constatée le 29 mai.

A la vérité, il y a corrélation entre ces deux syphilis. La dernière est légitimement la petite-fille de la première, la maîtresse du malade ayant servi de trait d'union. Cette observation, même en l'absence de la réaction de Wassermann, offre des caractères cliniquement exigibles pour permettre d'affirmer la réinfection. Le malade a eu incontestablement un chancre syphilitique en avril 1913, suivie de roséole dans les délais voulus : le malade a contaminé sa maîtresse dès les premiers rapports : dans les délais normaux elle présente elle-même une syphilis incontestable. La seconde atteinte de syphilis ne peut faire non plus de doute : l'apparition d'un chancre induré dans les délais normaux après les contacts avec une femme présentant des accidents contagieux. Il ne s'agit pas d'un chancre rédux, car le siège n'est pas le même que celui du premier. Dans les délais normaux enfin, l'adéno-pathie s'est développée, puis la roséole et les plaques muqueuses sont apparues.

Nous avons, de plus, par cette observation un exemple de réinoculation après syphilis secondaire. Bien que nous ne nous soyons pas occupé de la syphilis secondaire dans notre travail, ce cas n'en est que plus probant et plus intéressant.

Donc, d'après ce qui précède, d'après toutes les observations que nous publions, nous croyons, nous affirmons la réalité de la réinfection, et nous pensons que si la réinfection est possible, c'est que la guérison l'est également. Nous ne croyons pas, jusqu'à preuve du contraire, qu'il soit possible de trouver de meilleures preuves et de plus concluantes de la guérison de la syphilis, que les réinfections.

CONCLUSIONS

I) La guérison radicale complète de la syphilis est possible.

II) Cette guérison radicale de la syphilis peut être obtenue de deux façons : d'une première façon, que nous considérons comme indiscutable, quand le chancre est pris à son début, quand l'infection est toute locale, et que grâce à la série des sels arsenicaux et du vieux mercure on frappe vite et fort à bon escient.

D'une seconde façon, quand la syphilis étant généralisée, mais tout récemment, quand on est encore à la fin de la période primaire et que, comme dans le premier cas, on frappe vite et fort ; la guérison, caractérisée par le Wassermann rendu négatif, sera plus longue à venir, l'intervention sera de plus longue durée, mais il y aura guérison quand même et dans un temps relativement court malgré tout. Quant à la syphilis secondaire, nous ne croyons pas qu'on puisse pour elle être aussi affirmatif que pour la primaire. Il faut agir longtemps, très longtemps, avant d'obtenir le résultat cherché, et chez de vieux syphilitiques il est rare d'obtenir ce résultat ; on peut y arriver cependant. Donc, devant un syphilitique, ne jamais hésiter : employer vite, en quantité suffisante, les sels arsenicaux.

III) S'il est permis d'escompter la guérison de la syphilis, le médecin n'a cependant pas encore le droit de la promettre ni même de la faire espérer au malade. Il doit simplement lui dire que le seul moyen d'obtenir cette guérison est réalisé par le traitement intensif indiqué au cours de notre travail.

IV) Comme corollaire, dans l'état actuel des choses, le médecin ne doit pas, en se basant sur les critères encore imparfaits de la guérison d'une maladie telle que la syphilis, autoriser le mariage avant les délais habituels et les garanties de traitement et de temps classiques.

Il est très vraisemblable que les idées se modifieront heureusement à ce sujet, et que si actuellement la prudence est encore d'attendre, un jour viendra où l'accumulation des faits, accumulation à l'heure actuelle déjà assez considérable, sera telle que l'on pourra faire fond sur une guérison authentique et donner une latitude plus grande aux syphilitiques en vue du mariage.

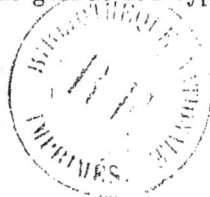

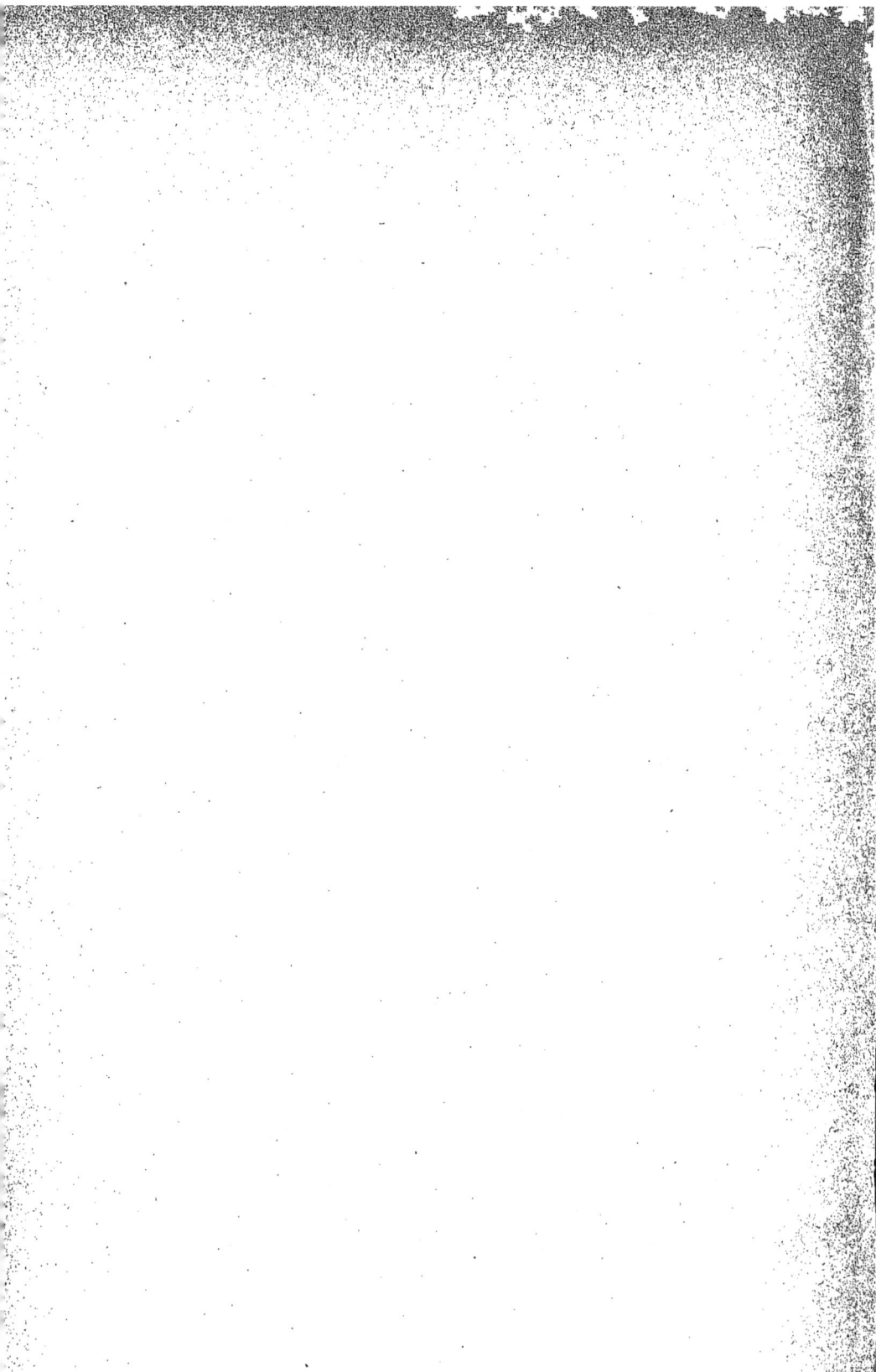

BIBLIOGRAPHIE

1. *Bulletin de la Société de dermatologie et de syphiligraphie* du 7 novembre 1912.
2. *Traitement abortif de la syphilis.* VIGOT, 1914.
3. *Traitement de la syphilis par le salvarsan.* DUHOT.
4. *Réactivation biologique de la réaction de Wassermann.* MILIAN et GIRAULT.
5. *Un an de pratique à l'arsénobenzol.* QUEYRAT.
6. *La stérilisation de la syphilis.* LEREDDE.
7. *Bulletin de la Société de dermatologie et de syphiligraphie*, 1913.
8. *Traitement abortif de la syphilis.* EMERY.
9. *Annales de dermatologie et de syphiligraphie*, 1912, 1913, 1914.
10. *Précis de thérapeutique.* MONGOUR et ARNOZAN.
11. *Paris médical*, 1913. RUDOLF-KREETINK.
12. *Revue de Paris*, 1910. PINARD.
13. *Bulletin de la Société médicale des hôpitaux de Paris.* MILIAN.
14. *Un cas de réinfection*, 1913. KLAUSNER.
15. Réinfection syphilitique probable à la suite d'un traitement à l'arsénobenzol. *Société médicale des hôpitaux*, 1912. QUEYRAT.
16. *Boston medical surgery Journal*, 1912. CUNNINGHAM.
17. *Sept cas de réinfection*, 1912. ANTONI.
18. *Le salvarsan en Italie.* MANTEGAZZA ASCOLE.
19. *Réinfection syphilitique*, 1912. ZIMMERN.
20. *Sur un cas de réinfection syphilitique.* J. FABRY.
21. *Un nouveau cas de réinfection syphilitique.* STUMPKE.
22. Réinfection d'une syphilis traitée par néosalvarsan. *Bulletin médical*, 1911. JULIEN.

23. *Observation d'un cas de réinfection syphilitique,* mars 1912. Massion et Hervieu.

24. Lacapère. — *Réinfection syphilitique chez un malade traité par le salvarsan,* 1912.

25. *Giornale Italiano delle malatie venere et della pelle,* 1913. Papa Glio.

26. *La syphilis en clientèle,* 1913. Gougerot.

27. *Le traitement de la syphilis par les composés arsenicaux,* 1918. Lacapère.

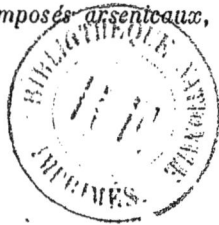

Imprimerie E. Aubin. — Ligugé (Vienne)

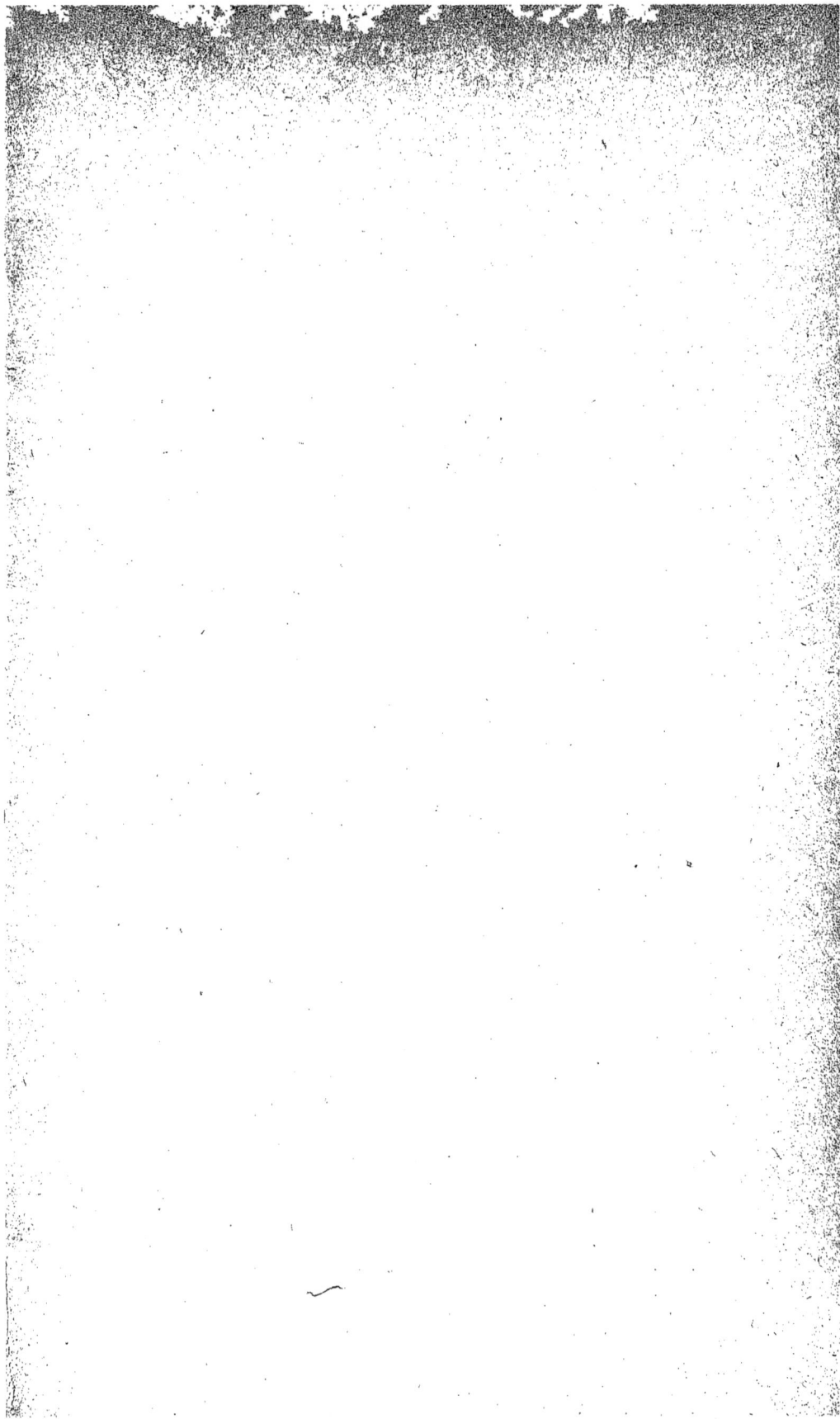

www.ingramcontent.com/pod-product-compliance
Lightning Source LLC
Chambersburg PA
CBHW050542210326
41520CB00012B/2688